RENSEIGNEMENTS

ADRESSÉS

A L'ACADÉMIE DES SCIENCES

SUR

QUELQUES POINTS DE LA STATISTIQUE

DES AFFECTIONS CALCULEUSES,

PRÉSENTÉE PAR M. CIVIALE,

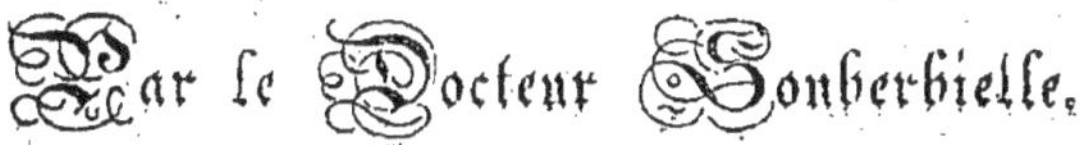

Par le Docteur Souberbielle.

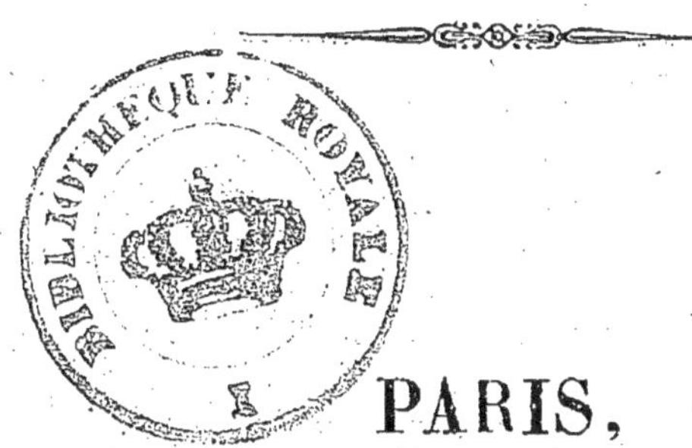

PARIS,

IMPRIMERIE DE BÉTHUNE,

RUE PALATINE, N. 5.

—

1833.

A l'occasion des remarques consignées dans la lettre que j'adressai à l'Académie des Sciences, en date du 1er septembre, relativement à la statistique des calculeux, M. Civiale écrivit à cette compagnie une lettre par laquelle il répond à une seule des observations que j'avais faites sur son travail, et il dit que si j'en avais connu la base, je ne lui aurais pas attribué les 88 opérations de taille dont la majeure partie ne lui appartient pas, et que sur ce nombre j'en ai moi-même pratiqué 22, qui ont eu, suivant lui, pour résultat, 11 morts, 8 guéris, et 3 infirmes.

M. Civiale explique ensuite comment il a obtenu, par le ministre des affaires étrangères, le ministre de l'intérieur, et l'administration des hôpitaux civils, les renseignements d'après lesquels il a rédigé ses tableaux; il déclare qu'il n'a pas pu lithotritier à Necker 61 individus, et en tailler 14, puisque depuis la création du service

il n'a reçu que 93 malades, dont 52 seulement
étaient calculeux ; il s'élève contre le reproche
qu'on lui adresse, d'attaquer l'opération de la
taille, et il donne comme preuve du contraire,
qu'il a fait sur la lithotomie quelques recherches
qui n'ont pas été sans utilité. M. Civiale termine
en disant qu'il n'y a que des faits nombreux qui
puissent conduire à la solution de l'important
problème de déterminer la valeur relative de la
taille et de la lithotritie, et qu'il s'est borné à re-
cueillir des faits. Cette réponse de M. Civiale
nécessitait de ma part une réplique pour réta-
blir les faits qu'il déplace, et reproduire les ob-
jections qu'il a éludées, et à ce sujet j'ai adressé
à l'Académie des Sciences, la note qui suit,
pour qu'elle soit transmise à la commission
chargée d'examiner le travail de M. Civiale.

Les Membres de la Commission

CHARGÉE

PAR L'ACADÉMIE DES SCIENCES

DE

L'EXAMEN DES TRAVAUX STATISTIQUES

DU DOCTEUR CIVIALE.

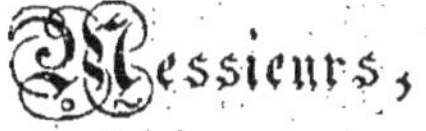

essieurs,

J'ai eu l'honneur d'adresser à l'Académie, dans une des séances précédentes, des remarques sur quelques points de la statistique des calculeux, présentée par M. Civiale. Ce chirurgien adressa dans la séance suivante une réponse qui nécessite de ma part de nouvelles observations.

D'abord, je rappellerai que mes remarques

(6)

portaient, 1° sur la difficulté de s'expliquer comment il se fait que M. Civiale, dans le nombre total de 244 lithotritiés, n'accuse que 5 morts, tandis que MM. Larrey et Double, sur le nombre partiel des malades lithotritiés à l'hôpital Necker, en déclarent 15 ; 2° sur l'erreur d'arithmétique d'après laquelle M. Civiale établit que les relevés de M. Jalloly donnent pour résultat un mort sur cinq taillés, tandis qu'il est positif qu'ils donnent un sur huit ; 3° enfin sur l'énorme mortalité présentée comme conséquence de l'opération de la taille, puisque sur 88 opérations citées, 48 ont été suivies de mort.

Les deux premières remarques sont restées sans réponse, je puis dès-lors les regarder comme fondées, tout en m'étonnant que M. Civiale n'ait pas donné les éclaircissements que réclamait la première. Quant à la troisième, qui porte sur la mortalité à la suite de la taille, il y répond en disant *que j'ai eu tort de lui attribuer 88 opérations de taille, puisque sur ce nombre, 36 seulement lui appartiennent, et que parmi les autres, 22 ont été pratiquées par moi*, lesquelles, suivant lui, auraient eu pour résultat 11 *morts,* 8 *guéris, et* 3 *infirmes.*

D'après les explications données par M. Civiale, j'avoue que j'ai commis une erreur, mais elle est du fait des journaux qui, en rendant compte de la séance de l'Académie, s'exprimaient de telle manière , que les 88 taillés semblaient faire partie du nombre total des malades traités par M. Civiale. Ainsi dans la *Lancette française* du 29 août, on lit : *Sur 429 malades traités par M. Civiale, 244 ont été lithotritiés;* et des détails suivent sur le sexe, l'âge, etc.; et immédiatement après, sans alinéa, il est dit: *Des 88 qui ont été taillés....,* etc. J'ai donc pu croire que ces 88 opérés contribuaient à combler la différence qui existe entre les nombres 429 et 244.

L'erreur étant constatée, il est démontré qu'elle n'était pas désavantageuse à la pratique de M. Civiale, puisque je lui attribuais 48 morts sur 88 opérés, et que, d'après les deux comptes rendus, les résultats qu'il a obtenus à l'hôpital Necker ont été plus défavorables, puisqu'il a perdu 11 taillés sur 14.

M. Civiale m'accuse de m'être trompé en disant qu'à l'hôpital Necker il avait lithotritié 61 calculeux; il me suffira de rappeler que j'ai toujours basé mes observations d'après les rapports faits par MM. Larrey et Double, sur les deux comptes-rendus; or, dans le premier, on voit que 24 *sujets ont été lithotritiés* ou *taillés;* et, comme le nombre de ces derniers s'élève à 6, il résulte clairement que, d'après M. Larrey, 18 ont été soumis au broiement; dans le deuxième rapport, M. Double dit positivement que 43 *individus ont été lithotritiés :* ces deux nombres rapprochés donnent le total de 61 que j'ai annoncé.

M. Civiale remplace ce nombre 61 par celui de 52, qui exprime suivant lui la totalité des opérations de lithotritie pratiquées à Necker depuis la création du service, qui date de 1829; mais il est impossible d'admettre l'exactitude de ce dernier chiffre présenté comme le total des opérations, puisqu'il est le même que celui indiqué par M. Double, comme ne comprenant que les années 1831 et 1832 ; or, pour obtenir un total général, il faut nécessairement ajouter aux malades mentionnés par M. Double ceux qui font le sujet du rapport de M. Larrey, lequel s'étend depuis le mois d'août 1829 au 9 novembre 1830.

Si M. Civiale, en présentant le nombre 52 comme chiffre total, n'est pas d'accord avec M. Double, qui ne le considère que comme partiel, il n'est pas plus d'accord avec cet académicien dans les subdivisions de ce nombre; ainsi M. Civiale établit que, sur les 93 malades, 41 n'avaient pas la pierre ; M. Double n'en indique que 40 ; M. Civiale reconnaît que chez 17 la lithotritie a été *ajournée*, *inutile* ou *impossible*, tandis que le rapporteur n'en déclare que 16. A la vérité, si M. Civiale ajoute aux chiffres du rapporteur, il retranche à ses expressions, puisqu'aux mots d'*ajournée* et d'*inutile* M. Double

(9)

avait joint l'épithète *fatale*, bien juste d'ailleurs si on se rappelle que sur les 17 sujets 10 sont morts.

Je crois devoir faire remarquer que les 2 malades indiqués en plus par M. Civiale font disparaître la lacune que j'avais signalée dans les chiffres de M. Double.

M. Civiale, contestant le chiffre 61 sans contester celui de 15, qui exprime la mortalité, il résulterait tout simplement de sa version, si elle était vraie, qu'il aurait perdu 15 individus sur 52 lithotritiés, au lieu de 15 sur 61, comme je l'avais avancé.

Quoi qu'il en soit de ces nombres, que M. Civiale ait perdu 15 malades sur 52 ou sur 61, toujours est-il démontré que la lithotritie dans ses mains est moins avantageuse que l'opération de la taille faite par la généralité des praticiens, opinion que j'ai émise depuis long-temps et que M. Larrey semble admettre en disant dans son rapport : *Peut-être pourrait-on se convaincre par le tableau dont nous avons parlé, que la perte des lithotritiés s'est trouvée dans cet hospice tout au moins aussi considérable qu'a pu l'être la taille dans les autres hôpitaux de Paris.*

J'ai à m'occuper maintenant des 22 opérations de cystotomie que m'attribue M. Civiale. Déjà, j'ai déclaré à l'Académie n'avoir eu à aucune époque de ma carrière chirurgicale, une série d'opérations dont les résultats aient été, 11 morts, 3 infirmes et 8 guéris, et je disais que pour avoir obtenu cette proportion il avait fallu choisir arbitrairement dans plus de 120 opérations que j'ai pratiquées depuis l'époque à laquelle remonte M. Civiale, dans ses recherches statistiques. (J'ai dit plus de 120, puisqu'en effet depuis 1824 leur nombre s'élève à 133.)

Depuis ma réclamation à l'Académie pour obtenir la liste nominative des 22 malades, M. Civiale a consenti à me la communiquer, et j'ai pu m'assurer que dans l'intervalle de temps qui sépare les deux dates extrêmes, savoir : du 8 mai 1824 (M. Baticle) au 11 mai 1833 (M. Boizard), j'avais pratiqué 128 tailles. En voyant un tel nombre d'opérations, je me suis demandé comment M. Civiale était arrivé à n'en indiquer que 22. Ce n'est certainement pas d'après les communications que j'ai faites aux diverses sociétés savantes ; ainsi en 1826 j'ai fait connaître à l'Académie des sciences le résultat de 52 opérations ; en 1828 j'ai donné communication à l'Académie royale de médecine de 18 autres opérations, etc. Ce ne peut être non plus par la lecture des différents articles publiés dans les journaux de médecine, ils lui auraient fourni des observations en plus grand nombre et des résultats différents. Serait-ce donc en ne mentionnant que les individus qui d'abord se seraient adressés à lui et que j'aurais ensuite opérés? Mais, s'il en eût été ainsi , il aurait compris MM. Oudet, Dulac, Revière, Jasseran et madame Mion, qui étaient dans le cas que je suppose.

J'ignore donc absolument quelle a été la base d'après laquelle M. Civiale a composé sa liste, et je pourrais ajouter aussi , j'ignore de quel droit ce chirurgien s'empare sans mon aveu des faits de ma pratique, les choisit, les fractionne , les arrange, pour arriver à en faire saillir un résultat moralement faux, et appuyer ainsi l'opinion qu'il veut faire prévaloir.

D'après cette manière de procéder en statistique, M. Civiale eût été tout autant dans le vrai en annonçant que j'avais opéré onze individus et qu'ils étaient tous morts.

Sans chercher à qualifier les motifs qui ont engagé M. Civiale à extraire de ma pratique 22 cas isolés, je crois avoir à faire, relativement à eux, quelques remarques qui devront prémunir contre les inductions fausses qu'on pourrait en tirer, d'après la manière dont ils sont présentés.

La liste que m'a transmise M. Civiale se compose ainsi : MM. Baticle, Gervais, Bellefond, Denise, Delatour, Paillet, de Château-Thierry (Mme), Mme de Bournon , Gobert, Marmet, Arbaud , Albites (Coën), Hurelle (le nom est Gasselin), Daumy, Le Sénécal, Daste, Duclos, Dufournay, Geoffroy, Jacob, Roguet et Boizard : total 22.

Tenant à établir une forte proportion de mortalité parmi ces 22 opérés, M. Civiale a dû nécessairement compter parmi les morts des individus complètement guéris de l'opération, et qui ont succombé par suite de causes tout-à-fait étrangères à la cystotomie, et ce n'est qu'ainsi qu'il a pu arriver au chiffre de 11 morts.

Une chose m'étonne, c'est que M. Civiale une fois engagé dans cette voie se soit arrêté; en procédant ainsi il aurait pu obtenir pour la mortalité un chiffre plus élevé, puisque au moment où il présentait ses tableaux statistiques, 14 de ces sujets avaient cessé de vivre. A la vérité, 6 d'entre eux étaient incontestablement guéris de l'opération, et ont succombé à diverses affections qui n'avaient avec elle aucune liaison: ainsi M. Arbaud, complètement guéri, mourant environ 2 ans après la taille par suite de paraplégie; M. Denise, guéri de la taille, enlevé 2 ans après l'opération par une hémopthysie; M. Gervais, mort 2 mois après la cystotomie d'épuisement, suite des souffrances antérieures, la plaie étant complètement cicatrisée; M. Bellefond, succombant 6 mois après avoir été taillé à une pneumonie; M. Marmet, chez lequel la plaie de la vessie était complètement cicatrisée, et mort 2 mois après de dyssenterie; M. Gobert, porté comme guéri par M. Civiale dans son traité de lithotritie, mourant à la suite d'une pneumonie;

il ne reste donc que 8 morts au lieu de 14, sur les 22 malades, et pour ceux-là il est incontestable que les tentatives antérieures de lithotritie avaient créé des chances défavorables, et de telle nature, pour plusieurs, qu'elles auraient suffi seules pour entraîner la mort; par exemple, M. Gasselin, chez lequel les essais de broiement avaient déterminé la formation d'un abcès entre la vessie et la paroi abdominale, lequel fut ouvert lorsqu'en pratiquant la cystotomie suspubienne on incisa la ligne blanche; M. Le Sénécal, chez lequel l'instrument lithotriteur avait fait à l'urètre et au corps caverneux une large déchirure, par laquelle il se fit une infiltration considérable au périnée.

Relativement aux 3 infirmes annoncés par M. Civiale, malgré les recherches les plus scrupuleuses je ne retrouve que M. Bellefond, précité, chez lequel la plaie soit restée fistuleuse : je suis donc en droit de considérer encore comme hasardée cette allégation de M. Civiale. M. Bellefond avait été taillé par l'appareil latéral.

Les détails dans lesquels je viens d'entrer au sujet des 22 opérés par la taille, pourront paraître longs et minutieux; M. Civiale aurait pu m'en épargner la plus grande partie, s'il avait consenti à me donner la simple indication du résultat qu'il a pour chacun d'eux porté dans ses tableaux.

Je crois avoir établi par ce qui précède, qu'on ne saurait tirer aucune conséquence pratique des indications de M. Civiale sur les 22 malades qu'il a extraits du nombre total de mes opérés, puisque d'après elles on serait porté à croire que la moitié des malades succombe après l'opération de la taille, tandis que sur les 81 cas de cystotomie que j'ai pratiquée, depuis les 52 dont j'ai donné connaissance à l'Académie des Sciences, j'ai perdu 17 malades, c'est-à-dire moins d'un cinquième, ce qui concorde avec les résultats que j'ai obtenus antérieurement.

Au moment de terminer ce qui a trait aux opérations de taille que j'ai faites, il ne sera peut-être pas sans intérêt de rapprocher de la mortalité proportionnelle que je viens d'indiquer celle qui a eu lieu après les opérations pratiquées sur les malades traités antécédemment par M. Civiale; pour former le total de ces malades, il faut aux 22 cités par M. Civiale ajouter les 5 que j'ai fait connaître précédemment, et qui sont guéris, ce qui donne le chiffre de 27, parmi lesquels j'ai établi qu'on ne doit compter que 8 morts, c'est-à-dire environ le tiers; donc les tentatives préalables de lithotritie augmentent les chances de mortalité à la suite de l'opération de la taille, et ce résultat est d'accord avec l'opinion de M. Larrey, qui, dans son rapport, dit au sujet des taillés après la lithotritie : *Ne pourrait-*

on pas ajouter que plusieurs de ceux qui sont morts des suites de la cystotomie, auraient été sauvés si elle n'avait pas été précédée des effets plus ou moins douloureux du broiement?

Pour mettre à même d'apprécier la valeur des tableaux comparatifs de la taille et de la lithotritie, je ferai remarquer que s'il est facile d'établir la proportion des morts après l'opération de la taille, à la suite de laquelle les malades périssent par des accidents aigus, qu'on pourrait appeler primitifs, il n'est pas aussi facile de se rendre compte des résultats de la lithotritie, après laquelle des malades qui étaient débarrassés de leurs pierres, et que par cette raison on pourrait considérer comme guéris, finissent par succomber à des accidents consécutifs, suite des manœuvres employées pour pratiquer le broiement.

M. Civiale prétend qu'il n'y a que *des faits nombreux qui puissent conduire à la solution de l'important problème*, savoir : quelle est la valeur comparative de la lithotritie et de la cystotomie. Mais pourquoi donc n'a-t-il pas tiré parti des faits nombreux qui s'offraient à lui de toutes parts? au lieu de demander des renseignements à des ministres, à des ambassadeurs, à des consuls, que n'en réclamait-il des chirurgiens? Que doit-on penser de l'exactitude des documents qu'il nous transmet sur l'Egypte, lorsque nous le voyons assez mal informé sur ce qui se passe à Paris pour paraître croire que, terme moyen, on pratique seulement cinq fois par an l'opération de la pierre dans chacun des hôpitaux de l'Hôtel-Dieu et de la Charité? Il veut des faits! mais mes communications académiques lui en offraient un bon nombre sur lequel pourtant il n'en a choisi que 22. Des faits! mais M. Dupuytren, dans l'article cystotomie (du Dictionnaire de Médecine pratique), lui fournissait le tableau de toutes les opérations parvenues à la connaissance de ce chirurgien, et pratiquées à Paris ou dans les environs dans l'espace de 10 ans, et dont le nombre s'élève à 356! A la vérité s'il avait tenu compte de ces relevés, il aurait retrouvé la proportion que j'ai indiquée de 1 sur 5, résultat trop désavantageux pour la lithotritie, qui perd à l'hôpital Necker 1 sur 3 ou 4, et pour arriver à placer la taille au-dessous de la lithotritie, il n'a pas trouvé d'autre moyen que de choisir des faits isolés et de construire arbitrairement la liste qu'il a présentée. Déjà, en 1826, M. Civiale avait procédé de la même manière, en annonçant à l'Académie des Sciences : *Que 36 opérations de taille avaient été pratiquées en 1824 et 1825, hors des hôpitaux de Paris, et que sur ce nombre 26 malades étaient morts.* Pour démontrer la fausseté de cette assertion, il m'a suffi de faire savoir que pendant ce laps de temps j'avais pratiqué à moi seul 52 opérations de cystotomie, nombre supérieur à celui attribué à plusieurs chirurgiens ensemble, et sur lequel j'avais perdu un tiers et non les deux tiers, comme l'avait avancé M. Civiale.

M. Civiale prétend que c'est à tort qu'on lui reproche d'avoir attaqué l'opération de la taille, mais si on parcourt son traité sur la lithotritie, on y verra la lithotomie qualifiée presque à chaque page de *terrible*, de *meurtrière*, de *ressource déplorable*, etc., etc. ; et M. Larrey, dans son rapport, lui a déjà reproché cette tendance *à déprécier la taille en exagérant ses dangers*. M. Civiale pense-t-il être à l'abri de ce reproche parce qu'il dit *avoir fait sur la lithotomie quelques recherches qui n'ont pas été sans utilité?* Ces recherches, où sont-elles consignées? l'utilité, si les recherches existent, qui la prouve? serait-ce le résultat qu'il a obtenu à l'hôpital Necker, et les recherches ont-elles été faites avant ou depuis les 14 opérations de taille qui y ont été pratiquées?

Je ne puis en terminant me dispenser de faire une remarque qui a dû frapper les praticiens qui, comme moi, considèrent l'affection calculeuse comme un des points les plus importants de la chirurgie ; c'est qu'il est impossible de coordonner les travaux de M. Civiale, et de le suivre au milieu de ses nombreuses contradictions et du désordre qu'il affecte dans la présentation des faits, et si on veut vérifier ses chiffres pour apprécier la valeur de ses conclusions, comparer les déclarations actuelles aux déclarations antérieures pour démêler la vérité à travers l'ambiguité de sa rédaction, on éprouve une telle impossibilité de la saisir, qu'on est en droit de croire que le hasard n'est pas la cause de ce chaos, et que c'est un artifice destiné à dissimuler les torts d'un procédé qui ne justifie pas les éloges qu'on lui prodigue; et il est à croire que M. Civiale renouvelle pour le broiement la conduite qu'il prête, en l'approuvant, aux anciens chirurgiens, relativement à l'opération de la taille, lorsqu'il dit: *L'humanité a dû long-temps faire une loi aux praticiens de voiler une partie de la vérité.* Mais le moment n'est peut-être pas éloigné où on pourra appliquer à la lithotritie ce qu'il ajoute: *Il est à remarquer que dans cette partie de la chirurgie on n'a bien apprécié les vices des methodes employées que lorsqu'on a pense à leur en substituer de plus avantageuses.*

J'ai l'honneur d'être avec respect,

Messieurs,

Votre très-humble et obéissant serviteur,

Signé, SOUBERBIELLE.

Paris, le 29 septembre 1833.